Wisdom for a Good Life

—

病気にならない体をつくる
超訳 養生訓
エッセンシャル版

—

奥田昌子　編訳

Discover

編訳者まえがき

『養生訓』は日本人のための健康書

『養生訓《ようじょうくん》』は、江戸時代前期から中期に差しかかる1713（正徳3）年に出版されて以来、日本で最も広く、最も長く読み継がれてきた健康書の古典である。著者の貝原益軒《かいばらえきけん》は医師であり、現在の薬学にあたる本草学をはじめ多くの分野に通じた大学者であるが、『養生訓』に小難しさはない。バランスよく食べ、腹八分目にとどめ、体を動かし、過不足なく眠り、楽しみを見つけ、心穏やかに健康で過ごすことの大切さと、そのための方法が説得力を持って書かれている。いわば健康になるためのノウハウ書である。

『〔精選版〕日本国語大辞典』（小学館）は、養生を「生命を養うこと。健康を維持し、その増進に努めること」と定義している。養生の概念ならびにその方法は、8～9世紀に中国大陸から伝わり、長らく一部の知識階級のためのものだった。鴨《かもの》長明《ちょうめい》が1212年に執筆した『方丈記』には、「つねに歩き、つねに働くは、養性なるべし。なんぞ、いたづらに休み居らん」（よく歩き、よく働くことは養生に役立つ。なぜ、休むなどという無益なことをするのか）という記載がある。「養生」よりも「健康」という言葉が多用されるようになるのは、明治政府が西洋医学を重視する政策を取って以降のことである。

『養生訓』は出版されるやたちまち評判になり、幕末にあたる1864年までの約150年間に12回も重版された。その理由として考えられることは四つある。

一つめは食と健康への関心が高まっていたことである。益軒が生きた元禄時代は産業が発展し、文化が成熟した。豊かになった町人の間で演芸、読書、書画、園芸などの娯楽が広がり、衣食住にこだわる余裕も生まれた。益軒の没後まもなく8代将軍の座についた徳川吉宗が庶民の教育に力を入れたことで、平易な解説書や教訓書の需要が高まったことも追い風となった。

二つめは情報革命の波に乗ったことだ。印刷技術の向上によって、都市部の人々は書物や版画を手軽に入手できるようになっていた。

三つめは平易な言葉で書かれていたことである。日本で最初の医学書とされる平安時代の『医心方《いしんぽう》』も、鎌倉時代に栄西禅師が著した『喫茶養生記《きっさようじょうき》』も、教養ある上流階級を対象に漢文で書かれていた。これに対して『養生訓』は漢字仮名交じりの日本語を用いていたため、あらゆる階層の老若男女が読むことができた。

そして四つめに、外国の借りものではない、日本人のための養生書だったことを挙げたい。『養生訓』以前の医学書、健康書は大部分が中国大陸の書籍の内容をまとめたものだった。益軒は大陸の文献を広く研究しながらも、日本の歴史や文学、文化に造詣が深かった。『養生訓』には儒学や仏教、武士道の考え方、そして自らが生涯を通じて追求し、実践してきた養生体験と、そこから得られた教訓が豊富に盛り込まれている。日本人が取り入れやすい内容だったことから、当時の出版社が、「本書を読めば著者のように元気で長生きできる」という大判の広告を出したようだ。後述のように、益軒は心身ともに健康で83歳まで生きた。

『養生訓』に流れる養生哲学

明治時代以降も『養生訓』は解説書を含めて繰り返し出版され、例えば1982年発行の講談社学術文庫『養生訓』(貝原益軒著、伊藤友信訳)は、2022年までの40年間に65回増刷されるロングセラーになっている。

その一方、現代では『養生訓』に対する批判もある。西洋医学が主流になる前に盛んだった中国大陸の伝統的な医学薬学が基礎になっているため、非科学的な記述が多く、時代遅れで役に立たないというのである。

けれども、これは表面的な見方である。『養生訓』は実用的な作りになってはいるが、『養生訓』の『養生訓』たる所以は、健康になり、健康でいるための心がまえを強調していることだ。健康に対する考え方、心の持ち方に関する助言は、時がたっても色褪せることはない。

また、益軒は医薬の専門知識を有しながらも、同時に儒学者であった。冒頭で、「健康こそ人生最高の幸福である」と述べ、「幸福になるために人はどう生きるべきか」を解き明かしていく。体と心の両面から全人的な健康を目指す『養生訓』の思想は養生哲学と呼ぶべきものであり、これこそが『養生訓』の肝である。

よりよい養生を模索し続けた、益軒の生涯

では、益軒はその生涯を通じて、どのように思想を深め、どのような境地に達したのであろうか。

貝原益軒は1630(寛永7)年、福岡藩に仕える父の5男として生まれた。三代将軍徳川家光の治世である。「益軒」は晩年に用いた号で、本名は篤信という。

母と6歳で、継母とも13歳で死別し、また幼い頃から父の仕事の都合で転居を重ねた経験は、益軒に生と死、人と社会について考えさせただろう。父は薬の調合に通じており、益軒も早くから医薬に触れていたようである。

19歳で福岡藩に仕えたものの、どんな事情からか藩主の勘気に触れて2年で辞めさせられてしまった。自分が正しいと信じることは、誰に何と言われてもやり通す性格が仇《あだ》になったという説もある。ここから35歳で藩の実務に復帰するまでの歳月が、人生の転機となる。

長崎で医学を修め、父のとりなしで藩医として福岡藩に再度取り立てられると、約10年にわたり藩費で京都に派遣され、儒学を学ぶ機会を得た。当時の著名な儒学者をはじめ、各分野の学者、医師らと交流して得た知識と経験は益軒の学問上の素地となった。初期には陽明学の書籍をよく読んでいたが、京都で朱子学に転じたとされる。

朱子学とは、簡単にいうと、宇宙の運動から社会、人の体や精神まで、あらゆる事柄は共通の法則に従っているという思想である。すべてのものに法則があるはずだという思考は、客観的に確かめられた知識こそが本当の知であるとする合理的な考え方に行き着く。これは、学者に欠かせない科学的な態度を育むことになっただろう。例えば益軒は児童教育に関する著作『和俗童子訓《わぞくどうじくん》』で、それまで「いろは」の順で学んでいた仮名を、「あいうえお」順で教えるべきだと提唱している。これも科学的合理性を示すものといえる。

益軒は幼い頃に体が弱く、周囲から「賢い子だが長生きしないだろう」と言われていたらしい。勤勉な益軒は書物や医師、周囲の闘病経験者らから養生の方法を熱心に学び、自らの体調で効果のほどを確かめながら、よりよい養生術を模索した。

福岡藩では藩主や藩士に儒学を講義し、藩主直々の命を受けて重要な記録をまとめるなど重用され、多忙な日々を送っている。その傍ら、没するまでの約50年間に医学、薬学、農学、歴史、地理、教育学、法律、算術、天文学など広範な分野で、一説には98部、２４７巻とされる膨大な著作を残した。このことから、後年来日したドイツ人医師で博物学者のフィリップ・フランツ・フォン・シーボルトは、益軒をギリシャの哲学者アリストテレスになぞらえている。

養生の道がもたらす豊かな人生

益軒は当時の文化の中心地にたびたび滞在し、学識と思索を深めた。藩命によるものだけで京都へ24回、江戸へ12回、長崎へ5回赴き、勉学目的以外にも江戸や京都に再三にわたり足を伸ばしている。39歳のときに当時17歳の女性と結婚して、晩年まで何度も仲良く旅行し、書画を楽しみ、穏やかな日々を過ごしたようだ。

益軒の人となりを表すエピソードとしてよく知られているのが、牡丹の花の逸話である。この逸話は、益軒が亡くなるのと入れ替わるように生まれた歌人で国学者の加藤景範《かとうかげのり》が著した『間思随筆《かんしずいひつ》』に収められている。後に修身の教科書に掲載され、2013年には当時の安倍晋三総理が施政方針演説で言及した。

益軒の自宅に牡丹園があり、その中に、益軒が特に開花を待ちわびている株があった。ようやく咲き始めた頃、下男らがふざけていて枝を折ってしまった。やがて益軒が外出から戻って牡丹園を散策し始めた。はらはらしながら見ていた下男らだったが、叱責されることはなかった。後に話を伝え聞いた人が益軒に、「さぞご不快だったでしょう」と聞いたところ、益軒は微笑んで、「花を育てるのは楽しむためだ。花のことで怒るのはおかしい」と答えたという。

『養生訓』で益軒は、「人として生まれたからには良心に従って生き、幸福になり、長生きして、喜びと楽しみの多い一生を送りたい」と述べている。一例を挙げれば、食事をするときは誰のおかげかを考え、感謝の心を忘れず、農家の人の苦労に思いを馳せ、こんな自分でも食事ができていること、世の中には自分より困窮している人がいること、昔の人は十分に食べられなかったことを思い出せという。武士であり、すでに世に聞こえた大学者であった益軒の謙虚さと、すべての人に向ける優しい眼差しが印象的である。

思想面では、益軒は晩年になって朱子学に批判的な立場を取り、若い時期に親しんだ陽明学の中の知行合一《ちこうごういつ》という概念を重んじるようになる。知行合一とは、煎じ詰めれば、「知っていても実行しなければ知っているとはいえない」という実践重視の考え方である。『養生訓』を出版した翌年の1714（正徳4）年、最晩年に刊行された『慎思録《しんしろく》』には、よく知られる一節、「学ぶだけで人の道を知らなければ学んだとはいえない。人の道を知っていても、実践しなければ知っているとはいえない」がある。

死去する前年においても体力気力ともに充実し、自ら筆を執って『養生訓』8巻を書き上げた益軒は、83歳で見事に天寿をまっとうした。その姿は、生涯をかけて追求した養生の道が正しかったことを雄弁に物語っている。

現代にこそ読みたい『養生訓』

『養生訓』は我々に何を教えてくれるであろうか。益軒の時代には、食べる目的がそれまでの「生きること」から「楽しむこと」に変化し、栄養不足ではなく栄養過多を原因とする病気に注目が集まっていた。飽食の時代といわれて久しく、生活習慣病やメタボリック症候群が蔓延する現代と重なる。初版から300年を超えたこんにちでも、当時の食材や献立、調理法、摂取法のほとんどが馴染み深いものであるため、実用書として大いに参考になる。

また、誰もがストレスに喘ぐ現代人からみると江戸の暮らしにはのんびりしたイメージがあるが、礼節と忠孝に縛られた社会の中で、人付き合いには細やかな配慮が求められていた。『養生訓』は「心の養生」としてストレス管理の大切さを強調し、その軽減法を具体的に教えてくれている。

そして益軒の養生哲学は現代の健康思想を先取りするものであった。世界保健機関（ＷＨＯ）は、１９４６年にＷＨＯ憲章で健康をこう定義している。「肉体的、精神的及び社会的に完全に良好な状態であり、単に疾病又は病弱の存在しないことではない」。はっきりした病気がなければよいわけではなく、ただ長生きすればよいわけでもない。生活の質の向上や健康寿命の延伸に象徴される、質の高さを伴う健康こそが重要ということだ。『養生訓』は健康書があふれる現代にこそ手に取りたい、本物の健康書だといえる。

益軒の養生哲学のエッセンスを余すところなく選び出し、読みやすく7章構成にまとめたのが本書である。現代医学からみて事実と異なる内容は採用せず、重要な箇所には注釈として解説を施した。

第1章「健康で長生きするための心がまえ」では、おもに『養生訓』の「巻第一　総論上」と「巻第二　総論下」を下敷きに、養生する目的と意義、養生の心がまえを説明する。第2章「押さえておきたい養生の大原則」では、養生の根本にある原則と、心と体の関係を提示する。第3章「養生は食を通じた『食養生』から」、第4章「酒は百薬の長、されど万病のもと」では、「巻第三　飲食上」と「巻第四　飲食下」を中心に、何を、いつ、どのくらい、どのように食べるべきか、飲むべきかを、根拠とともに記述する。

第5章「暮らしの中の養生の心がけ」には、「巻第五　五官」、「巻第六　慎病」、「巻第七　用薬」をはじめ、『養生訓』全体から、衣服、住居、睡眠、運動、呼吸、入浴、排泄、喫煙、色事など、毎日の生活で知っておくべき養生の秘訣を記載した。そして第6章「弱ったときこそ養生に力を入れる」では、「巻第六　慎病、択医」、「巻第七　用薬」「巻第八　養老」から、病気や加齢によって体力が低下した際の治療の受け方と養生の方法、気持ちの持ち方を解説した。

最後の第7章「毎日を愛おしみつつ生きる」では、読者の人生における指針となることを願い、健康で幸せに生きるための考え方をまとめた。

『養生訓』は健康ノウハウ書であるとともに、益軒が生涯の集大成として書き上げた養生哲学書である。超訳にあたっては、読者がどちらの読み方もできるよう配慮した。できれば異なる視点から二度、三度と読んで、益軒の深く温かい助言に耳を傾けていただきたい。

奥田 昌子

目次

I　健康で長生きするための心がまえ

II 押さえておきたい養生の大原則

III 養生は食を通じた「食養生」から

IV 酒は百薬の長、されど万病のもと

V 暮らしの中の養生の心がけ

VI 弱ったときこそ養生に力を入れる

VII 毎日を愛おしみつつ生きる

I

健康で長生きするための心がまえ

001

養生の目的は、人生最高の宝を手に入れること

人としてこの世に生まれたからには、良心に従って生き、幸福になり、長生きして、喜びと楽しみの多い一生を送りたい。これは誰もが願うことだろう。そのために最も大切なことは何か。それは健康でいることである。

長生きはすべての幸福の根本であり、たとえ世界中の富を我が物としても、欲のままに身を滅ぼし、早く亡くなっては意味がない。だからこそ養生の方法を学び、実践する必要があるのだ。

（巻第一　総論上）

002

何をおいても養生の術を学べ

養生に努めれば健康になり、人生を長く楽しむことができる。これは、春に種をまいて、夏に肥料をやり、虫や雑草を取って丹精込めて世話をすれば、秋に豊かな収穫が得られるのと似ている。

自分の体は植物よりはるかに大切なものなのだから、植物に与える以上の愛情を注がねばならない。少しでも若いうちから、何をおいても養生の方法を学ぶべきである。

（巻第一　総論上）

003

長生きできるかどうかは心がけ次第

ほとんどの人は長生きできる体を持って生まれてくる。しかし、せっかく丈夫に生まれても、養生の方法を知らなかったばかりに、生きられるはずだった年齢まで生きられないことがある。

そうかと思えば、弱く生まれついて病気がちだった人が、養生に努めたことで、かえって長生きすることもある。

しっかり養生すれば寿命が長くなり、養生しなければ短くなる。長生きできるかどうかは心がけ次第ということだ。

（巻第一　総論上）

004

病気は体が反乱を起こすのに似ている

しょっちゅう病気になるのは養生できていないからだ。

これは、王が徳のない政治を行ったことを民が恨み、怒って反乱を起こすのに似ている。慌てて治療を受けるのは軍を動員するのと同じだ。無事に鎮圧できたとしても、褒められたものではない。

これに対し、徳をもって国を治めていれば民は自然に従い、反乱など起こさないから、病気知らずでいられる。

（巻第一　総論上）

005

治療を受けるのは最後の手段

病院で治療を受けるのは最後の手段である。食欲、色欲を慎み、規則正しい生活を送り、しっかり養生すれば病気になることはない。消化不良で食欲のない人も、よく歩いて体を動かし、立ったり座ったりしていれば、治療を受けなくても胃もたれするようなことはない。これが最善の策である。

どんなによい薬もその病気に合わなければ害があるし、ほかのどんな治療にも欠点がある。治療は最後の手段で、まず養生せよというのはそのためだ。

（巻第一　総論上）

006

知恵を得るには長生きせねばならぬ

若いうちは衝動に駆られやすく、知恵も足りない。歴史を知らず、社会の変化にも慣れていない。勘違いして、あとになって悔やむことも多いし、物事の筋道も人生の楽しみもわかっていない。

長生きすれば毎日のように新たな発見があり、できなかったことができるようになる。こうなって初めて学問や知識を深めることができるのだ。

だからこそ養生に努め、何としても長生きしなければならない。養生の道を極めようと固く心に誓えば、寿命は延ばせる。

（巻第一　総論上）

007

養生の方法を謙虚に学べ

服を作るにしても、歌を歌うにしても、習熟するには、その方法を教わって技術を身につける必要がある。どんなに才能があっても、技術を知らなければ不可能だ。ましてや、人の体が天地と並ぶほど神秘的で尊いものであることを思えば、健康で長生きするための方法を真摯に学び、習うことなしに養生などできるはずがない。

独学ではいけない。先人から養生の方法を学ぶ機会は、何ごとにも変えられないものである。

（巻第一　総論上）

008

どんなに忙しくても養生はできる

引退した高齢者や、若くても社会を離れてのんびり暮らしている人はいざ知らず、日々仕事に明け暮れ、忙しくしている人には養生する暇などないし、そんなことをしていたら体がなまると言う人がいる。

これは養生を知らないがゆえの誤解だ。養生とは体を甘やかすことではなく、心を静め、体を動かすことである。流れる水が腐らず、ドアの蝶番《ちょうつがい》が錆びないように、よく動くものは長持ちし、使わないものはだめになる。老若男女を問わず、ダラダラせずに体を使うことだ。これが養生の秘訣である。

（巻第一　総論上）

009

健康長寿は金儲けや立身出世よりたやすい

金儲けや立身出世を夢見て人に媚びたり、神仏にすがったりする人は多い。一方、健康長寿を目指して養生に努める人はめったにいない。

金儲けや立身出世には他人の力が関わるから、自分だけでどうにかなるものではなく、頑張ってもたいていはうまくいかない。これに対して無病息災は自分の体のことなので、その気になれば実現しやすい。

手に入れにくいものを追い求め、手に入れやすいものに目を向けないのは愚かなことだ。そもそも、たとえ地位や名声を得ても、病気がちで短命だったら何にもならない。

（巻第一　総論上）

010

自分が自分のコーチにならねばならぬ

養生を志す人は、心の中に助言者を持つべきだ［*］。助言者がいれば、客観的な視点から思慮深く判断し、欲求や感情をコントロールしてくれるので、養生において失敗が少なくなる。

（巻第一　総論上）

*助言者をスポーツのコーチやトレーナーに置き換えて考えるとわかりやすいだろう。

011

健康を過信するな

養生の道を極めたければ過信は禁物である。自分は体が丈夫だからとか、若いからとか、もう病気がよくなったからといって不摂生をすれば不幸を招く。刀の切れ味を過信して固いものを切ると、刃がこぼれる。これと同じく、自分は胃腸が強いと考えて暴飲暴食したり、精力の強さを鼻にかけて色事にふけったりすれば体を壊すだけだ。

（巻第二　総論下）

012

欲に負けると長寿の道を踏みはずす

体は本来、１００年でも長持ちするものだ。それを、欲をいっとき我慢しなかったことで壊してしまうのは、あまりにももったいない。

末永く安泰で長生きしたいと思ったら欲求に流されてはならない。欲にまかせるか、欲をこらえるかが、長命と短命の分かれ道である。

（巻第二　総論下）

013

怠惰なキリギリスより勤勉なアリであれ

養生は若くて体力があるうちから始めるとよい。若さにまかせて不摂生をしていた人が高齢になって初めて養生するのは、贅沢三昧していた金持ちが破産して、慌てて倹約に努めるのに似ている。高齢になってからでも養生するのに越したことはないが、効果は劣る。

（巻第二　総論下）

014

習慣にすれば養生は辛くない

人が善をなすか悪をなすかは、どんな習慣を身につけたかで決まる。養生の道もそうだ。欲求や感情を抑えるのは大変に思えるかもしれないが、一筋に続けて習慣にすれば辛くない。逆に、だらしない生活が習慣になると、いざ病気になったときに慎み深く養生しようとしても、苦しくて耐えられないだろう。

（巻第二　総論下）

015

自分に嘘をつくな

悪いことわかっているのにやめられないのは、本気で悪いと思っていないからだ。いわば気持ちに嘘がある。自分に嘘をついてはならない。

（巻第二　総論下）

016

身の丈に合った仕事をせよ

何をするにも、自分にできるかどうかを冷静に判断せよ。手に余る仕事をこなそうとして神経をすり減らし、病気になったら何にもならない。背伸びはしないほうがよい。

（巻第二　総論下）

017

我慢できないのは心が弱いからではない

「食べすぎてはいけないことは誰でも知っている。でも、我慢するのは大変だから、つい食べてしまうのだ」と言う人がいる。私はそうではないと思う。そういう人は養生のことをよく理解できていないのだ。

池に落ちれば溺死する。火に入れば焼死する。毒を飲めば中毒死する。こんなことは誰だって知っているから、自分から水に飛び込んで死ぬ人はいない。

わざわざ危険なことをするのは、危険だとわかっていないからだ。愚かなことである。養生についてよく理解していれば、欲求のままに好き放題するはずがない。

（巻第二　総論下）

II

押さえておきたい養生の大原則

018

体は中と外からむしばまれる

病気の原因は、体の中にも外にも存在する。

体内で生まれる原因には、食事、色事、睡眠などに対する7つの欲求と、喜怒哀楽を含む7つの感情がある〔*〕。体の外から影響を及ぼすのは、風、寒さ、暑さ、湿気などの生活環境である。

行きすぎた欲求と感情を抑え、悪い環境を避けることだ。そうすれば健康でいられる。

（巻第一　総論上）

*強い怒りや悲しみ、恐怖などの感情は、それ自体がストレスとなって自律神経のバランスを乱し、心拍数や血圧の上昇、胃腸症状を招くことがわかっている。

019

予防は治療にまさる

病気になると辛い症状が起きるだけでなく、治療の苦痛にも耐えるはめになる。鍼《はり》であれば針で刺され、灸であれば体を焼かれ、薬は苦く、好物を食べるなと言われ、飲みたいものも我慢し、体も心も苦痛にさいなまれる。

けれども、病気になる前に養生に努めたらどうだろう。病気の苦しみも、治療に伴う痛みや我慢も味わうことなく、大きな幸福が得られるのだ。

（巻第一　総論上）

020

自制すれば抵抗力が身につく

養生の根本は欲求を抑え、心を平静に保つことだ。そうすれば気力も体力も充実して抵抗力がつくため、例えば冬でも風邪を引きにくい。

こういう人は、大きな病気を寄せつけないから寿命が長いのである。

（巻第一　総論上）

021

節度をもって食べ、体を動かせ

まず行うべきは、節度をもって食事をすることだ。胃腸を損なうもの、体の害となるようなものを食べてはならない。

そして、色欲を慎み、睡眠や休息をとりすぎないようにせよ。楽だからと座ってばかりいるのではなく、体をときどき動かして血行をよくする必要がある。

（巻第一　総論上）

022

栄養を与えすぎると体が弱る

人は食事をして体の外から栄養を取り入れているが、栄養が過剰になると、体の中の生命力が負けてしまう。

植物で考えてみてほしい。肥料を与えすぎると、根から水分が染み出して根がしおれる。水をやりすぎれば根が腐る。

人も同じである。食べすぎなければ体に備わった生命力が養われ、寿命が延びて天寿をまっとうできるのだ。

（巻第一　総論上）

023

何ごとも、できる限り自分でせよ

家にいるときは、辛くない程度に体を使うとよい。おっくうがらずに立ち、座り、人の手を借りずに自分で何でもすることだ。

こうすれば自分のペースで過ごせるし、体を動かせば血行がよくなり、消化が進む。疲れたら休みながらでよいので、できる限り手足を働かせることが養生の要である。

（巻第二　総論下）

024

体はいじめてやるほうがよい

心はいたわるべきだが、体はいじめてやるほうがよい。おいしい料理を存分に食べ、うまい酒を飲み、色事にふけり、体を休めてばかりいると体を甘やかすことになる。病気でもないのに栄養剤をやたらに飲んだら病気になるのと同じだ。子どもを甘やかすのが子どものためにならないように、かえって体の害となる。

（巻第二　総論下）

025

健康の鍵は適度な食事と適度な睡眠

食事は体を養い、睡眠は心を養うが、どちらも行きすぎると体調を崩す。養生のお手本は、朝は早起きして夜は0時ごろに寝て、昼寝はせず、仕事に励む。心はいつも清々しく、少食で、消化不良を避けるというものである。こうすれば生命力がみなぎり、血液がしっかり体を巡るから病気が寄りつかない。節度ある食事と睡眠が養生の鍵となる。

（巻第二　総論下）

026

楽は苦の種、苦は楽の種

美食や色事をむさぼると、しばらくは気分がよくても、のちに体を損ない、長く苦しむことになる。これが嫌なら、手っ取り早く楽しめるようなことは控えるべきだ。最初に楽をして後で苦労するか、最初に苦労して後で楽をするかということである。

養生も同じで、欲求と感情を抑えれば、のちに必ず幸福になれる。

（巻第二　総論下）

027

用心すれば病気はかなり予防できる

病気の原因は体の外にも中にもあり、風、寒さ、暑さ、湿気は体の外から健康を損なう。気候は人の力では変えられず、そのせいで命を落とすのは防ぎようがないが、だからといって身を守ることを考えないのは怠慢であろう。そもそも体の抵抗力が高ければ、気候が厳しくても元気に乗り切れることが多いものだ。

これに対して、食欲、色欲が過ぎて体の中から病気になるのは自分の過ちである。怠慢と過ちを避けたいなら、用心することだ。

（巻第一　総論上）

028

悪天候の日は外出するな

ことに高齢者は、風雨が激しい日、冷え込みの厳しい日、猛暑の日、霧が深い日に外出してはならない。不健康な環境を避けるのは養生の基本だ。家にとどまり、静かに過ごすのがよい。

（巻第八　養老）

029

生命力を育むのに金はかからない

金に余裕がなくても、生命力を育むことはできる。一人静かに毎日を送り、古典に親しみ、香を焚き、山や川、月や花の美しさを愛で、四季の移り変わりを楽しみ、酒はほろ酔い加減に飲み、庭で作った旬の野菜を食べる。こうやって暮らすのは何と心楽しく、幸福なことであろうか。しかも、こういう人は長生きするので、この幸せは長く続くのである。

（巻第二　総論下）

030

悩み苦しむと生命力がすり減る

感情に振り回されてはならない。特に、怒り、悲しみ、憂い、心配を手放して、心を静かに、和やかに、穏やかに保て。いつも気さくに、楽しい気分で過ごし、悩み苦しむことのないようにせよ。こうすることで、生命力を蓄えることができる。

（巻第一　総論上）

031

自制すれば全身くまなく健康になれる

生命力が体内をスムーズに巡り、体のすみずみまで行き渡っていなければ、健康ではいられない。強い感情にとらわれていると生命力が滞り、病気が忍び寄ってくる[*]。

（巻第一　総論上）

＊強い負の感情がストレスとなって自律神経を緊張させると、全身に張り巡らされた血管が収縮する。これによって新鮮な酸素と栄養を運ぶ血液の流れが滞り、病気が発生しやすくなる。

032

怒りと欲求は養生の大敵である

人の感情のうち、最も健康をむしばむのが怒りと欲求である。怒りは心を焼き、欲求は心を溺れさせて、いずれも気力と体力を奪い去る。慎重にコントロールしたい。

（巻第二　総論下）

033

口数を減らし、心を休ませよ

心はいつも落ち着いて、穏やかであるのがよい。静かに話し、口数は少なく、余計なことを言わないようにせよ。これが生命力を守る最善の方法である。

（巻第二　総論下）

034

我慢するだけが養生ではない

体は弱いものだ。金属や石でできているわけではないから、正しい防御法を理解していなければ、内外からの攻撃を防いで長生きすることはできない。

食欲や怒りの感情など、体内で生まれる欲求と感情に勝つには、猛将が敵をなぎ倒すがごとく心を奮い立たせ、強く自制することだ。

一方、寒さや暑さなど、体外にある悪い生活環境に我慢は禁物だ。城を固く守るがごとく油断なく敵を防ぎ、引くとなったら、すばやく退却すべきだろう。

内からの敵とは勇敢に戦い、外からの敵には慎重に対処するのがよい。

（巻第一　総論上）

035

心に体の手綱を取らせよ

耳、目、口、鼻、体には、聞く、見る、話す／食べる、匂いを嗅ぐ、動くという役目があり、これを心がコントロールしている。欲求や感情を自制して、人がよりよい形で生きていけるようにするためだ。

この様子は、心という番頭が、耳、目、口、鼻、体という手代《てだい》や丁稚《でっち》らに指示を出し、仕事ぶりを評価し、店を繁盛させるのに似ている。

もし、丁稚が番頭に指図し始めたらどうなるだろう。店はたちまち没落し、体は病気にむしばまれる。手綱を握るのは心でなければならないのだ。

（巻第五　五官）

036

心は静かに、体は動かせ

心はいつも静かにし、体はいつも動かすのがよい。一日中座っていると病気になる。長時間立ったままとか、歩きっぱなしもよくないが、長時間寝ていたり、座っていたりするのは最悪だ。

（巻第五　五官）

037

体と心は同時に養生できる

心を慎重にコントロールしなければ養生はうまくいかない。心を鎮めて落ち着かせ、怒りや欲求を抑え、いつも楽しんで心配しないようにする。これが体を守り、心を守る方法である。つまり、体と心は同時に養生できるのだ。

（巻第二　総論下）

III

養生は食を通じた「食養生」から

038

養生は健康な胃腸から始まる

人は食べたものを胃腸で消化し、栄養を全身に送って命を繋いでいる。植物が土から養分を吸って成長するようなものだ。だから養生を志す人は、まず胃腸の調子を整えることが欠かせない。

（巻第三　飲食上）

039

食事は諸刃の剣

食事は生活の中で最も大切なものであり、飲まず食わずでは半日ももたない。けれども同時に、食への欲求は非常に強い。気のおもむくままに食べたり飲んだりしたら必ず胃腸を壊し、病気になって命を落とす。

（巻第三　飲食上）

040

脂っこいものを控え、肉は少しだけにせよ

食事はあっさりした味つけにして、しつこくて脂っこいものは控えることだ。生ものや冷えたもの、固いものを避け、吸い物は一品、おかずは一、二品にするとよい。肉は一種類のみの一品とし、吸い物に肉を入れたら、おかずには肉を使わない。肉は胃にもたれるため、たくさん食べてはならない。

（巻第三　飲食上）

041

好物であっても食べすぎるな

食事をする目的は空腹や喉の渇きを癒やすことであるから、空腹ないし渇きが満たされたら終わりにすべきだ。欲張って好きなだけ飲み食いしてはならない。好物を出されたら、食べすぎないように用心せよ。

よく考え、強い気持ちで欲求に勝たなければならない。臆病なくらい慎重でなければ、病気を防ぐことはできないのだ。

(巻第三　飲食上)

042

過ぎたるはなお及ばざるがごとし

養生を目指すなら、偏らないように食べよ。偏らないとは、過不足がないという意味だ。食事は空腹が癒える程度でよく、食べたいだけ食べてはならない。過ぎたるはなお及ばざるがごとしというように、何ごとも過不足のないようにするのが肝心だ。

(巻第二　総論下)

043

同じ味、同じ食材ばかり食べてはならぬ

味には、甘い、辛い、塩辛い、苦い、酸っぱいの5つがある。同じ味に偏らないよう、まんべんなく食べることだ。一回の食事全体、一日の食事全体、一週間の食事全体でバランスが取れていればよい。肉にせよ、野菜にせよ、同じ食材を続けて食べるのもよくない。

（巻第三　飲食上）

044

好物であっても「腹八分目」

珍しい食材や好物を出されても、少し残して八分か九分でやめるのがよい。腹一杯食べると、あとで苦労することになる。たとえ体によいといわれる食材でも、満腹になるまで食べれば病気を招く。飲食で最も重要なのは、満腹を避けることである。

（巻第三　飲食上）

045

食事の適量を決めておきたい

会食に招かれて料理を残すと失礼にあたる場合は、ご飯をいつもの半分にして、おかずに少しずつ箸をつけるようにせよ。ご飯をいつものように食べたうえに、肉や魚をたくさん食べれば健康を損なう。自分にとっての食事の適量を決めておけば食べすぎずに済む。

（巻第三　飲食上）

046

デザートの分だけ食事を減らしておけ

食後に餅や団子、果物、さらには蕎麦や素麺を口にすれば、まるまる体の負担となる。おやつや甘味は少量にとどめるべきだ。食べたいなら、前もって食事を減らしておくとよい[*]。

（巻第三　飲食上）

*現代でも、ランチのあとでお茶をする、飲み会の帰りに「締めのラーメン」を食べるなど、似た状況がよくある。一日の食事量は間食を含めて計算したい。

047

暴飲暴食して病気になるのは自業自得

食欲にまかせて養生の道を忘れ、好きなだけ飲み食いする人がいる。その挙句に腹が張り、胃腸を壊し、病気になったら世話はない。みっともないことだ。

（巻第三　飲食上）

048

少し物足りないくらいが安全だ

食事を前にすると、知らず知らずのうちに食べすぎてしまうのは人の性《さが》である。食べものも飲みものも、少し物足りないくらいでやめるのがよい。満足するまで食べてしまうと、必ずあとで胃がもたれ、体調を崩す。

(巻第三　飲食上)

049

起床前に腹が鳴ったら朝食を控えよ

明け方に腹がゴロゴロして胃がもたれ、すっきりしないと感じたら、昨日の夕食が消化できていないということだ。朝食は軽く済ませよ。酒を飲むと症状が悪化するので、飲酒してはならない。

（巻第四　飲食下）

050

夕食は早い時間に食べるのがよい

夕食は日が暮れたら早く食べるほうがよい。消化吸収を十分に済ませてから寝るためである。消化しないまま寝ると胃腸の負担になるので、深夜に食事をしてはならない。酒も早い時間に、控えめに飲むようにしたい。

夜は体を動かす時間帯ではないから、腹が多少減っても問題ない。やむをえず遅い時間に食事をするときは、量を減らすことだ。

（巻第三　飲食上）

051

夕食は簡素にせよ

夕食の後は寝るだけなので、夕食は朝食より量を少なくすべきだ。あっさりしたものを軽く食べるだけでよい。

おかずは品数を減らすこと。肉のように、味が濃くて脂っこいものは夕食でたくさん食べてはならない。

（巻第三　飲食上）

052

食養生しても栄養不足にはならない

食事を控えてばかりいると栄養が不足して、やせ衰えてしまうのではないかと心配する人がいる。こんなことを言うのは養生を知らないからだ。

人間は欲深い生き物なので、控えるくらいでちょうどよいのだ。

（巻第三　飲食上）

053

熟した新鮮な食材を選べ

食べごろのものを選んで食べよ。タケノコの新芽を掘り出して、柔らかいと言って喜ぶ人がいるが、まだ熟していないのだから食べてはならない。逆に熟しすぎて、色、味、匂いが変わったものも同様だ。栄養価が最も高いのは、しっかり熟したみずみずしい食材である。

（巻第三　飲食上）

054

養生に役立つものを食べる

食事は体を養うためにするのだから、食事で体を壊すのは馬鹿げている。健康によく、生命力を育む食材を選んで食べよ。養生に反するものは、おいしくても避けることだ。

（巻第三　飲食上）

055

食事の基本はご飯である

日本人は海外の人と比べて食べたものがもたれやすい[*]。肉は消化に時間がかかるため、ことに獣の肉を食べすぎてはならない。

食事はご飯を中心にすべきであり、どんなおかずも、ご飯よりたくさん食べるのは望ましくない。

（巻第三　飲食上）

*日本人の胃は縦に長く、胃酸が少なく、処理した食物を腸に押し出す力が弱い。じっくりこなすのに適した胃であるが、食べたものが長くとどまり、もたれやすい傾向がある。

056

友人との食事では用心せよ

友人と一緒においしいものを食べると、つい箸が進んでしまうものだ。しかし、満腹になるまで食べるのは災いのもとだ。用心してかかりたい。

（巻第三　飲食上）

057

一日単位で腹八分目にすればよい

昼になっても朝食が腹に残っていたら昼食を抜き、おやつも食べないのが正解だ。消化不良のときは3食にこだわることなく、次の食事を抜くことだ。半分残すとか、酒や肉をやめるのでもよいだろう。場合によっては2、3日抜いたって構わない。軽い胃もたれなら、薬を飲まなくてもこれだけで治る。

一日単位、一週間単位で腹八分目にすればよいのだ。養生を知らない人は、「食べなければ元気になれない」と考えるから、かえって症状が悪化する。

（巻第三　飲食上）

058

高齢者の食べすぎは病気を招く

年齢を重ねると胃腸の機能が衰えるから、食事の量を減らすとよい。若い頃の調子でたくさん食べると消化できず、胃がもたれて病気になる。

食事のほかに、おやつや軽食に手を伸ばさないよう注意したい。

（巻第八　養老）

059

養生のコツは「好きなものを少量食べる」

好きな食べものというのは、体が欲しがっているということだ。そのぶん、食べれば体の滋養になる。しかし、食べすぎれば体を壊すことに変わりはなく、それなら嫌いなものを少量食べるほうがマシだろう。一番よいのは、好きなものを少量食べることである。

（巻第三　飲食上）

060

脂の乗った魚も薄く切れば負担がない

魚の種類が同じなら、大きな魚は小さな魚より脂が乗っていて消化しにくい。胃腸が気になる人は食べすぎないようにしたい。食べるなら身を薄切りにせよ。

（巻第三　飲食上）

061

魚は生で食べると消化しやすい

胃腸の弱い人が魚を食べるなら刺身にするとよい。魚は生のままのほうが消化しやすく胃にもたれない。塩漬けの魚がよいと言う人がいるが間違いだ［*］。

（巻第三　飲食上）

*これには科学的な根拠がある。魚をさまざまな方法で調理して消化に要する時間を調べたところ、生魚、煮魚が最も消化しやすく、次いで焼き魚で、魚の塩漬けは飛び抜けて消化が悪かった。

062

硬い野菜は薄く切って調理する

大根、人参、カボチャなどの硬い野菜や、筋の多いゴボウ、ブロッコリー、オクラ、きのこ類などは消化に手間取る。薄く切り、煮て調理するとよい[*]。

（巻第三　飲食上）

＊食物繊維の多い食品は胃での処理に時間がかかるため、繊維の走りかたをよく見て、繊維が短くなる方向で薄切りにしたい。

063

干し野菜は胃腸に優しく栄養価が高い

生の野菜は硬く、消化に時間がかかるが、野菜を干してから煮れば胃腸が弱っていても食べられる。

大根は旬である冬に薄く切って日干しにすればよいし、蓮根、ごぼうなど特に硬い野菜は薄く切り、さっと下茹でしてから干すとよい。また、いずれの野菜も干すことで甘くなり、栄養成分が増すから、体の弱い人に勧めたい[*]。

（巻第三　飲食上）

＊栄養成分が増える理由は、水分が抜けて濃縮されることが大きいが、例えば椎茸は干すとビタミンDの量が大きく増える。このほかに干し野菜には、生の野菜と比べて少ない調味料で味が染みるというメリットもある。

064

料理も酒も少し控えれば健康でいられる

ご飯は2、3口、おかずは1、2口残せば健康を損なわずに済む。酒もそうだ。少し我慢して、深酔いしないようにすれば害がない。

肉を1切れ食べても10切れ食べても味は変わらない。果物を1粒食べても10粒食べても同じだろう。たくさん食べて胃を壊すより、少し食べて風味を楽しみ、健康でいるほうがよい。

(巻第三　飲食上)

065

冷えて固くなった団子は食べない

消化力が落ちた人や高齢者は、冷えて固くなった餅、団子、饅頭などを食べてはならない。消化しにくいからである。数日たった餅は焼いたり煮たりして食べるとよい［*］。

（巻第三　飲食上）

*ここにはでんぷんの老化が関わっている。でんぷんは冷たい状態だと固く、消化しにくいが、水を加えて加熱調理すると柔らかく、消化しやすくなる。できたての餅や団子がこれだ。しかし、時間がたって冷えると、でんぷんがもとの状態に戻り、消化しにくくなってしまう。これを再度加熱すれば、また消化しやすくなる。

066

食べたくなるまで食べるな

空腹にまかせてがつがつ食べたり、喉が渇いたときに水をがぶ飲みしたりすると腹が膨れて胃腸を壊す。食べものも飲みものも一気に体に入れてはならない。

また、前回食べたものが腹に残っているのに食事をとれば、消化できずに負担になる。十分に消化して、食べたい気持ちが自然に起きるまで食べないことだ。こうすれば食事はすべて滋養になる。

（巻第三　飲食上）

067

香辛料と薬味を使いすぎてはならない

ショウガ、コショウ、山椒、シソ、大根おろし、生ネギ、生タマネギ、ニンニクなどの香辛料と薬味は料理に風味を与え、腐敗を防ぎ、食欲を高める。料理に合わせて少しずつ用いるとよい。たくさん使うと胃の粘膜を荒らし、心臓のリズムが乱れるなどの症状が現れることがあるから用心せよ。

（巻第三　飲食上）

068

宴会では細心の注意を払え

自宅では食事の量に気をつけることができるが、宴会ではそうはいかない。料理の内容も調理の仕方も思い通りとはいかないし、おかずの品数が多く、食べすぎてしまいやすい。宴会に招かれたときは、ふだんに増して節度をもって食べたい。

（巻第三　飲食上）

069

朝食と夕食でバランスを取れ

朝食で脂っこいものを食べたら、夕食はあっさりしたものにすべきだ。夕食で食べすぎたら、翌日の朝食は軽く済ませるとよい。

（巻第四　飲食下）

070

味、匂い、色が変わったものは食べるな

食材は新鮮なものを選べ。無造作に放置した穀物や肉、鮮度を失った野菜、汲んでしばらくたった水など、味、匂い、色が少しでも変わったものは何であれ口にしてはならない。栄養にならないばかりか健康を害することもある。

乾物と塩漬けは色が変わっても問題ないが、古くなった乾物や、長期間塩漬けにして変質したものは避けるようにせよ。

（巻第四　飲食下）

071

硬い野菜は米のとぎ汁でアク抜きする

伝統的な薬学である本草学は、ナスには毒があるから米のとぎ汁でアクを抜けと説く。通常は水にさらせば抜けるが、胃腸が弱った人は米のとぎ汁を用いるとよいだろう[*]。

（巻第四　飲食下）

*ナスには胃酸の分泌を高めて胃を荒らす成分がアクとして含まれている。米のとぎ汁でアク抜きすると胃腸に優しいのは、米のとぎ汁が食物繊維を柔らかくするからである。

072

食事はくつろいで楽しむ

怒ったり、思い悩んだりしながら食事をしてはいけない。食べてすぐ怒るのもよくない。胃腸の働きが鈍くなり、胃もたれや食欲不振などの症状が起きてくる。食事はくつろいで楽しむことが大切である。

（巻第四　飲食下）

073

夜の軽食には用心せよ

夕食後に人に招かれたり、用事で訪問したりした先で軽くごちそうになるのなら、あらかじめ夕食を減らしておくとよい。こうすれば体の負担にならない。夜の軽食はふだんの食事以上にペロリと平らげてしまうので、自重したい。

（巻第四　飲食下）

074

薄味がよいのには理由がある

食事を薄味にすると喉が渇かず、水や茶を頻繁に飲まずに済む。水分の摂りすぎは胃酸を薄めて胃の働きを低下させるうえに、過剰な塩分は胃の粘膜を傷つける［*］。薄味がよいのはこのためである。

（巻第四　飲食下）

*塩分を過剰に摂取すると、高血圧のほかに胃がんの発症率も高くなる。

075

日本人は海外の人と比べて胃腸が弱い

中国大陸や朝鮮半島の人は日本人より胃腸が強いので、馬、羊、犬、豚、鳥などの肉をしっかり食べても健康でいられる。日本人は穀物中心の食生活を送ってきたため、肉をたくさん食べると病気になりやすい［*］。

（巻第四　飲食下）

*現代の研究から、この違いの背景には、胃腸の構造や機能に関する遺伝子の差があると考えられている。

076

疲れたときは食事をするな

くたびれたときに腹いっぱい食べると眠くなる。すぐ横になると消化不良を起こすから、こういう場合は食事の前に少し休んでおくとよい。こうすれば食後に眠ってしまわずに済む。

（巻第四　飲食下）

077

食欲は色欲より手強い

中国大陸の古い書物に、「病気で短命に終わるのは、たいてい食生活が原因だ。食欲は色欲より手強い」と書かれている。色欲は断つことができるが、食欲は半日も抑えることができない。だから食生活で身を滅ぼすことが多いのだ。

（巻第四　飲食下）

Ⅳ 酒は百薬の長、されど万病のもと

078

酒は毒にも薬にもなる

酒は天からの授かりものといわれ、少し飲めば体が温まり、高ぶる気持ちを鎮め、食欲を促し、悲しみを忘れさせ、楽しい気分にしてくれる。

しかし、飲みすぎると酒ほど健康を害するものはない。用い方次第で毒にも薬にもなるという点で、酒は火や刃物に似ている。

たしなむ程度にすれば害がなく、楽しく飲めるが、酒ばかり飲んで、ご飯をあまり食べない者は寿命が短い。

（巻第四　飲酒）

079

酒はほろ酔いに限る

昔の人は、酒はほろ酔いに限り、花は五分咲きがよいと言った。満開の花は咲きすぎていて風情がなく、散りやすい。これと同じく、酒をとことん飲むと体を壊す。もう少し飲みたいくらいのところでやめれば、楽しみもあり、身を滅ぼすこともない。

（巻第二　総論下）

080

酒に溺れないよう、「鉄は熱いうちに打て」

酒は各人に適量がある。飲みすぎれば体を損ない、泥酔すれば見苦しい。しょっちゅう大酒を飲んでいると、やがて習慣になって酒に一生溺れることになる。

酒とどう付き合うべきか、若い頃からよく自分を顧みて、飲みすぎないよう自戒せよ。

鉄は熱いうちに打てという。年長者は若い人に酒の怖さを話してやるとよい。

（巻第四　飲酒）

180

空き腹に酒を飲むな

酒を飲むのは食後がよい。空腹のとき、特に朝の起き抜けに飲むのは体に悪い［*］。

（巻第四　飲酒）

*空き腹で飲むとアルコールが直接胃の粘膜に触れて胃を荒らすうえに、アルコールが急速に吸収され、肝臓に負担がかかるからである。朝の起き抜けは前夜の夕食から時間がたち、胃が完全に空になっているため飲酒は避けたい。

082

酒のあとで餅や天ぷらを食べるな

飲酒後に酔いが残っていたら、餅、団子、麺類などの炭水化物、干菓子、果物などの甘いもの、そして脂っこいものを食べたり飲んだりしてはならない。酔いが醒めてから飲食せよ[*]。

（巻第四　飲食下）

*炭水化物や甘いものを摂取して糖が肝臓に運ばれると、肝臓でのアルコール分解が遅れて悪酔いしやすい。また、揚げ物などの脂っこいものは胃に長くとどまる。これによって胃酸の分泌が過剰になるため、二日酔いの吐き気が強くなる恐れがある。

083

熱燗や冷酒は体によくない

季節を問わず、酒はぬる燗がよい。熱燗《あつかん》も冷酒も勧められない。熱い酒は血流がよくなりすぎて頭痛が起きる。一方の冷たい酒は喉と胃を冷やすことで痰が増え、胃の粘膜が弱る。酒を飲むのは体を温めて、消化を促すためであるが、これらの効果は冷たい酒では得られない。ぬる燗が一番よいのはこのためだ。

(巻第四　飲酒)

084

長寿の人は下戸が多い

古い書物に、「健康で長寿の人は酒を飲まない」とある。私が地元で調べたところ、確かに、非常に長生きした人は9割がた酒を飲んでいなかった。大酒飲みで長生きした人はまれである。飲むなとは言わないが、ほろ酔いにとどめるのが長寿の秘訣である。

（巻第四　飲酒）

085

酒を飲んだら刺激物に気をつけよ

酒を飲みながら刺激の強い香辛料を摂取してはならない。あとで苦しむことになる[*]。

（巻第四　飲酒）

*香辛料やカフェイン飲料などの刺激物は胃酸を増やす。アルコールには食道と胃の境目にある筋肉を緩める働きがあるため、刺激物を摂取すると増えた胃酸が逆流し、逆流性食道炎が起きやすくなる。

086

客に酒を無理に勧めてはならない

人を食事に招いたとき、その人がふだんどのくらい酒を飲むのかわからなければ、試しに少し勧めてみて、断るようなら無理強いせず、客にまかせればよい。

客というのは、勧められなくてもふだんより多めに飲んでいるものだ。内心もっと欲しがっていたとしても、無理に飲ませて客が体を壊すほうがよほど有害だから、勧めないのが思いやりというものだ。双方が楽しく過ごせるのが最もよい。

（巻第四　飲酒）

V 暮らしの中の養生の心がけ

087

暗い部屋、明るすぎる部屋はよくない

南向きで出入りしやすく、明るい部屋で過ごすようにせよ。気が滅入るような暗い部屋は健康をむしばむ。

逆に、明るすぎる部屋は落ち着かず、集中できないから日常的に使ってはならない。ほどほどに明るい部屋を選び、簾《すだれ》を上げ下げして日差しを調節するとよい[*]。

（巻第五　五官）

*現代ならカーテンかブラインドであろう。

088

部屋や家具は簡素なものがよい

日常生活で用いる部屋や家具、道具は飾りのない簡素なものを選べ。部屋は冷たいすきま風が入らず、気持ちよく過ごせればよいし、家具や道具は用が足りさえすればよい。派手なものを使い慣れると贅沢になり、欲に心を焼き尽くされることになる。これでは養生できない。

（巻第五　五官）

089

じめじめした空気を避けよ

強い風や寒さ、暑さにさらされれば、たちまち体調が悪くなる。だから風の冷たい日、寒い日、暑い日は誰もが用心するだろう。これに対して湿気はすぐには悪影響が出ないから、気にする人は少ない。

しかし、湿気はじわじわと深く体を傷つける。じめじめしたところに長居してはならず、居間や寝室の空気はつねにカラッとさせるよう、気を配ることだ。

(巻第六　慎病)

090

背筋を伸ばして座れ

椅子に腰掛けるのは正座するより血行によいが、座るときは背筋をまっすぐ伸ばすようにせよ。左右どちらかに重心をかけてはならない。

また、しゃがんだ姿勢は腰痛を招くから感心しない。

(巻第五　五官)

091

息は鼻から吸って口から吐く

深呼吸する時間を一日に1、2回設けるとよい。仰向けになって目を閉じ、姿勢を正し、足を伸ばして両足を15センチほど離す。手を握って、両肘を体から15センチ離して置く。そして新鮮な空気を鼻から吸い、次いで肺の中の汚れた空気を口から静かに吐く。落ち着いた気持ちで行い、乱暴に吐いてはならない。習慣にして長く続けると効果を実感するだろう［*］。

（巻第二　総論下）

*これは腹式呼吸の一種で、心身をリラックスさせる副交感神経の活動を促すことができる。

092

香りは生命力に働きかける

静かな部屋に座り、黙って香を焚くのは味わい深く、心楽しいものだ。これも養生に役立つ。味が口から入って生命力を養うように、香りは鼻から入って生命力を動かす。

（巻第七　用薬）

093

こたつは設定温度を低めにせよ

こたつは体が過剰に温まり、のぼせるだけでなく、汗をかいて脱水になるから、若い人は使ってはならない。高齢者がこたつに入るときも設定温度は低めにせよ。足を投げ出して座ると、姿勢が悪くなるので注意したい[*]。

（巻第五　五官）

*俗に「こたつで寝ると風邪を引く」と言うのは、汗が蒸発して体が冷えるからである。足を投げ出した姿勢は、高齢者の低温やけどを招く恐れもある。

094

子どもに厚着をさせると体が弱くなる

子どもは熱がこもりやすいので、大人の感覚で厚着をさせると汗をかき、脱水になったり、風に当たって逆に体が冷えたりする。また、運動不足になりがちで強い体にならない。天気のよい日は子どもを連れて外に出て、風や日光に当たらせるべきだ[*]。

木綿は洗ったものほど汗をよく吸い、肌触りがよいから、おろしたての木綿の肌着は子どもには勧められない。

（巻第八　育幼）

*子どもが汗をかきやすいのは、平熱が大人と比べて約0・5度高いからである。幼い頃から暑さ、寒さを経験させることは体温調節機能を養うのにも欠かせない。

095

運動は苦痛のない予防医療

朝となく夜となく体を動かしていれば、消化吸収が進んで血液が全身をくまなく巡り、生命力で満たされる。鍼灸治療にも似た効果があるが、運動すれば鍼灸に伴う痛みや熱さに耐えなくて済む。やらない手はない。

（巻第一　総論上）

096

食べたら必ず歩くようにせよ

食後にのんびり座っていたり、食べたものを消化しないうちに早々と寝たりしてはならない。300メートルか、できれば500〜600メートル、庭や近所を静かに歩くことだ[*]。雨の日は家の中を何度も行ったり来たりするとよい。

（巻第一　総論上）

＊食後に歩くと、吸収した栄養を活動のためのエネルギーに変えることができる。食後の血糖値が上がりにくくなることで糖尿病予防にも役立つ。

097

食後に激しい運動をしてはならない

食後すぐに激しい運動をしてはならない。早足で歩く、馬に乗る、高いところによじ登る、急な坂道を上るのも厳禁だ[*]。

（巻第三　飲食上）

*食後は胃腸に血液が集まっている。そんなときに激しい運動をすると血液が筋肉に流れてしまい、胃腸の血流が不足して消化不良を招くからである。

098

マッサージで脚力をつける

ふくらはぎの前と後ろを何度も撫でおろし、足の甲を撫で、足の裏を暖かくなるまでさすれ。次いで足の指を引っ張って動かすと、血行がよくなって生命力が行きわたる。毎朝起きたら座って足のマッサージを行えば、次第に脚力がついて楽に立ち上がれるようになる。

（巻第五　五官）

099

足の親指を動かすと血行が回復する

かしこまった席で長時間正座して足が痺れ、スムーズに立てずに倒れて転ぶことがある。これを防ぐには、座っているうちから両足の親指を何度も曲げ伸ばしするとよい。こうしておけば足が痺れることがない。

暑さでのぼせたときも、同じように足の親指を動かすと血液が全身を巡るようになる。これも覚えておくとよい。

（巻第五　五官）

100

養生の方法はいくらでもある

昔の人は和歌を詠み、舞を舞うことで心を和らげ、体を動かし、血液を巡らせて気力や体力を養った。これも立派な養生であり、按摩やマッサージ、体操などと同じ効果が期待できる。

（巻第二　総論下）

101

読書やおしゃべりは深夜0時まで

心身をよい状態に保ちたければ、夜の読書やおしゃべりは午後11時から0時には切り上げて床に入れ［*］。

（巻第二　総論下）

*深夜まで起きていると、活発に活動するための交感神経の興奮が続いて脳が休まらず、翌日のエネルギーを蓄えることができない。生活リズムを整える必要があるのはこのためである。

102

茶は番茶がよい

茶葉には刺激の強い成分が多く含まれているから[*]、茶は一度にたくさん飲まないほうがよい。しかし、その中で番茶は強火で十分火入れをして乾燥させ、やかんで煮出して入れるため刺激が少ない。ふだんは番茶を飲むとよいだろう。

ただし、いくら番茶でも濃く出したものを多く飲んだり、胃が空のときに飲んだりしたら、やはり刺激になってしまう。

（巻第四　飲茶）

＊茶葉に含まれる刺激物には、神経を過敏にするカフェインや、胃を荒らすタンニンがある。

103

歯を磨けないときは茶で口をすすげ

食後すぐに歯を磨けないときは、茶で口を何度かすすぐとよい。口の中が綺麗になり、歯に挟まったものが取れるだけでなく、茶には抗菌作用がある。

爪楊枝を使うのは勧めない。爪楊枝の先を歯と歯の間に無理に入れると、すきまが広がって食べかすが余計詰まりやすくなるからである。

塩は細菌の繁殖を抑えてくれるから、寝る前のうがいは茶に塩を溶かして行うとよいだろう［*］。

（巻第三　飲食上）

*歯磨きができるなら、そのほうが望ましいのはいうまでもない。

104
体を温めすぎると消耗する

厚着をしたり、暑い部屋で過ごしたり、熱い風呂に入ったり、熱いものを食べたりして体を温めすぎると、のぼせて疲労に見舞われる［*］。気持ちがよいからと熱い風呂に入ってはならない。自分の手で湯加減を調べ、適温の湯に入るのを習慣にせよ。

（巻第五　五官）

*体にこもった熱を逃がすために、エネルギーを使うからである。

105

浴槽には湯を適量入れよ

たっぷりの湯に体を深々と沈めて入浴すると、体が温まりすぎて汗をかき、体力を奪われる。逆に湯量が少ないと肩や胸が冷えてしまう。半身浴や露天風呂では気をつけたい。

（巻第五　洗浴）

106

空腹ないし満腹のときは入浴するな

空腹で風呂に入ると脱水になるうえに、めまいやだるさが現れる[*]。その逆に、満腹のときに入浴すれば、血液が体の表面に集まることで消化が滞る。

とりわけ、満腹で前屈みになって髪を洗うと胃腸を圧迫するので要注意だ。同じく、生理中の女性が洗髪する際は、子宮を圧迫しないよう用心せよ。

（巻第五　洗浴）

＊食前は血糖値が下がっているため、入浴すると血糖値がさらに下がり、めまいや脱力感が起きる恐れがある。

107

胃腸の症状には腹を温める

下痢や消化不良、腹痛があるときは暖かい浴室で湯を浴びるとよい。こうやって体を温めると血行がよくなり、症状が改善する。軽いうちであれば薬を飲むより有効だ。

（巻第五　洗浴）

108

湯冷めしたら手で皮膚をさすれ

風呂上がりに風に当たってはならない。体温を奪われて湯冷めするからである。湯冷めしたら、すぐに手で皮膚をさすって血行を促すとよい。

（巻第五　洗浴）

109

療養するなら温泉選びは慎重にせよ

我が国には温泉が多数存在し、治療を目的に利用する人も多い。温泉は体が温まって痛みが和らぎ、回復が早まる。

また、湯の中では筋肉や関節への負担が軽くなるから、ほとんどの温泉は、打撲、捻挫、筋肉や関節の長引く痛み、手足の痺れなどに有効である。

これ以外の症状に関しては温泉ごとに効能が異なるため、慎重に選ばなければならない。

（巻第五　洗浴）

110

温泉療法に自己判断は禁物

体が弱っているときや熱があるときは絶対に温泉に入ってはならない。そうでなくても、内科系の病気があるなら入浴は短時間にとどめたい。自己判断は禁物だ。病気治療中の人は、体力があっても温泉に入るのは一日2回までとし、体力が落ちていたら一日1回が望ましい。

温泉は万病に効くと考えるのは大間違いだ。

（巻第五　洗浴）

III

肌の弱い人は温泉に長く入ってはならない

温泉は泉質によって皮膚がかぶれたり、ただれたりすることがある。特に高齢者や敏感肌の人は、体が少し温まったと感じる程度で切り上げよ。入浴中に肌がピリピリしたら、ぬるま湯でさっと温泉成分を流すとよい。そうでないと皮膚炎が起きる。

（巻第五　洗浴）

112

睡眠を慎むのも養生のうち

食欲や色欲を慎むことの大切さを知る人は多いが、睡眠への欲求を抑えることもまた、養生の道である。

夜になって眠るのはともかく、昼寝はよくない〔*〕。とくに食事をしてすぐに横になると、生命力が損なわれる。疲れているときは何かにもたれて、体を起こした状態で居眠りするとよい。

（巻第一　総論上）

*昼寝をすると睡眠と覚醒のリズムが乱れ、自律神経がバランスを失って体調が崩れる。どうしても昼寝をするなら、30分までにとどめたい。横にならず、何かにもたれて居眠りするのは、食べたものが逆流して逆流性食道炎になるのを防ぐためだろう。

113

夕食後すぐに眠ってはならない

夕食の後で疲れが出て、眠ってしまう人がいる。しかし、眠ると消化の妨げになるから夕食後は横にならず、体を動かし、歩くのが理想だ。短時間なら横になってもよいが、眠ってはならない。すっかり暗くなる頃には起きて、座っているようにすることだ。

（巻第二　総論下）

114
胸の上に手を置いて寝るな

喉に痰があったら必ず吐いてから床に入れ。就寝中は息の通り道が狭くなるため、痰が詰まる恐れがある。

また、胸の上に手を置いて寝てはならない。胸が圧迫されて苦しくなり、悪い夢を見て安眠できなくなる。

（巻第五　五官）

115

寝る前に足を湯で洗え

夜寝る前に体が冷えていたら、かんたんな足湯を勧めたい。湯の中で足を洗う程度でよい。血行がよくなって、ぐっすり眠れる。

（巻第五　五官）

116

夜寝るときは灯りを消せ

寝るときに、布団を頭までかぶるのはよくない。布団の中の空気が薄くなり、息がしづらくなる。また、灯りをつけたまま寝るのも避けよ[*]。

（巻第五　五官）

＊深夜も周囲が明るいままだと、一日の生体リズムを作る体内時計が乱れて睡眠の質が悪くなるからである。

117

小便を我慢するのはよくない

小便も大便も我慢せず、早く出してしまえ。忙しくても後回しにするのはよくない。とくに、小便を長く我慢するのは危険だ。習慣になってしまうと尿を押し出す力が弱くなり、尿が溜まって感染症が起きやすくなる。

（巻第五　二便）

118

便秘は心配せず自然にまかせよ

排便する際に力を入れすぎてはならない。頭に血がのぼり、動悸がして、体の負担となる。便秘は治療が必要な場合もあるが、通常は心配しすぎず、自然にまかせればよい。とくに高齢者の便秘はたいてい問題ないものだ。

便秘がちな人は毎日トイレに行き、あまり力まずに少しずつ便通をつけよ。こうすれば、何日も便秘するようなことがなくなる。

（巻第五　二便）

119

腹をしょっちゅう壊すと寿命が縮む

暴飲暴食したり、食事の時間がバラバラだったり、生ものや冷たいもの、胃腸の負担になるものを食べたりして腹をしょっちゅう壊していると寿命が縮む。栄養や水分を十分に摂取できず、体力が落ちて抵抗力が下がるからだ。

（巻第三　飲食上）

120

タバコには手を出すな

タバコを吸うと肺の病気になるだけでなく、めまいを起こして倒れることがある［*］。しかも、ひとたび吸い始めると習慣になるから厄介だ。そのうえ火災の原因になり、タバコ代で懐が寒くなるとなれば、初めから吸わないのが一番だ。

（巻第四　煙草）

*喫煙でめまいが起きるのは、タバコのニコチンで血管が収縮するからである。ニコチンには依存性があるため、習慣的に吸ううちに、やめたくてもやめられなくなる。

121

色欲の暴走に用心せよ

色欲は食欲と並ぶ二大欲求であるから、油断せず、固く慎まねばならない。体力にまかせて色欲に溺れ、生命力を浪費すれば寿命が短くなる。

ここで補足しておきたいのは、色事そのものがいけないわけではないということだ。問題は、色欲が不健康な生活習慣と結びついた場合である。夜遊びにふけり、欲求のままに食べ、飲み、喫煙して、危険な性行動に走れば病気になるのは当たり前だ。色欲の暴走で身を滅ぼすことのないようにしたい。

(巻第四　慎色欲)

122

中高年のための色事の心得

中高年で、まだ色欲があるなら色事を楽しんでも構わないが、射精はしないほうがよい。そうすれば生命力を減らすことなく、色欲を満足させることができる。言い換えると、挿入や射精をしなくても愛情を伝え合い、幸福感に満たされることは可能だということだ。射精を目的に興奮剤を飲む必要などない。

（巻第四　慎色欲）

123

春は体を動かして体力を蓄えたい

冬は空気が乾燥するため、肌が乾いて無防備になっている[*]。春先は慎重に風を避けるとよい。

また、思わぬ寒の戻りで体が冷えて、風邪をひいたり、咳が続いたりすることもある。春に芽吹いた草木が遅霜にあって傷むようなものだ。体を動かして血行を促し、体力を充実させる必要がある。

（巻第六　慎病）

＊春先の皮膚は敏感なので、花粉、黄砂などの刺激で肌荒れが起きやすい。

124

夏は冷えに気をつけよ

汗をかいたまま風に当たると体が冷えるから、風呂上がりに風に吹かれてはいけない。夏の盛りもあまり薄着にせず、冷たい水で顔を洗ったり、夜露に濡れるまで夕涼みしたり、屋外で眠ったりするのは慎みたい。

（巻第六　慎病）

125

夏も常温の飲みものを選べ

暑い時期は胃腸の活動が低下して消化に時間がかかるから、食べすぎには注意したい。また、瓜のように水分の多い果物や冷たい麺ばかり食べていたら腹を壊すに決まっている。とりわけ残暑の頃は鬼門だ。特に高齢者は、一度腹を壊したことをきっかけにガクンと弱ることがあるから、年間を通じて温かいものを飲食するのが賢明だ。若い人も用心して、夏も常温の飲みものを選ぶとよい。

（巻第三　飲食上、巻第八　養老）

126

瓜を食べるのは暑い日に限る

瓜の仲間には体を冷やす性質がある［*］。そのため、ごく暑い時期にはよいが、涼しい風が吹く日や、秋の冷え冷えとした日に食べてはならない。

（巻第四　飲食下）

*キュウリ、スイカ、メロン、ゴーヤ、冬瓜などの瓜の仲間は水分が多く、また利尿作用のあるカリウムが豊富なことから尿の量が増える。尿の排泄を通じて体の熱を体外に逃がすので夏に向いている。

127

秋の風は喉を痛める

夏の暑さや紫外線にさらされたことで、秋は皮膚も粘膜も弱っている。ここに、秋の乾燥した風が当たると傷つき、ことに病気療養中の人は喉を痛めやすい。残暑の頃を過ぎたら風を防ぎ、体を冷やさないようにすることだ。

(巻第六　慎病)

128

冬こそ心がけたい頭寒足熱

冬に体を温めすぎると上半身だけに熱がこもり、下半身が冷えてしまう。あまり厚着をせず、暖房もほどほどにせよ。熱い風呂に入るのもよくない。熱いものを食べて汗をかいたら風に当たってはならない。

（巻第六　慎病）

129

霜焼けになったら、ぬるま湯で温めよ

雪の中を歩いて足が冷え、霜焼けになったら熱い湯で温めるのは厳禁だ。必ずぬるま湯を使い、湯の中で強くこすらないようにせよ。暖房を強くして足を温めるのも避けたい。

（巻第六　慎病）

VI 弱ったときこそ養生に力を入れる

130

元気なときに病気について考えよ

病気になってしまうと、薬を飲み、治療を受けても簡単には治らず、必ず治るという保証もない。

健康で体調がよいうちから病気の苦しさを想像し、身を慎み、ひたすら養生すべきだ。病気について考えないようにするのではなく、むしろ考えることで病気を避けられる。

（巻第六　慎病）

131

食事療法中の人は油断するな

医師から控えるよう指示されている食品があったら、書き留めておいて、きちんと避けねばならぬ。食べたときには何ともなくても、あとになって症状が現れることがある。油断しないことだ。

（巻第三　飲食上）

132

病気になったら、悩むより養生に打ち込め

病気になったら養生の道を固く守ることだけを考えたい。くよくよと思い悩んで体力や気力をすり減らせば、病気は悪くなる一方だ。重い病気だとしても、気長に養生すれば意外に回復するものである。

不安になるのはわかるが、身が細るほど心配しても何の得にもならない。気を取り直し、用心して過ごすほうがはるかに有益だ。

（巻第六　慎病）

133

飲み込まなければ害にならない

病人が何かを食べたがることがある。体の負担になるものは食べさせるわけにはいかないが、口に含ませ、少し噛んで味わったのちに吐き出させれば害にはならない。食事は舌で楽しむのであって、喉で楽しむわけではないから、飲み込まなくても満足できるものだ。

水を飲まないよう言われている患者も、水を口にしばらく含むだけで熱の苦しさが和らぐし、虫歯の予防にもなる。しかし、欲求が強くて我慢できず、思わず飲み込んでしまう人には、この方法は使えない。

(巻第四　飲食下)

134

回復を焦ってよいことは一つもない

病気を早く治そうとして焦ると、かえって病気をこじらせる。治療と養生をこつこつ続け、あとは成り行きにまかせればよい。治すことで頭がいっぱいになってしまうと、治るものも治らなくなる。

（巻第六　慎病）

135

病気は治りかけが肝心である

病気が回復に向かい始めたら、なお慎重に養生するがよい。そうすれば病気は速やかに治って再発しない。

世の中には、病気が治りかけると嬉しくなって油断する人が多いが、病気がぶり返してから、「しまった」と思っても後の祭りである。

（巻第六　慎病）

136

養生せずに薬を飲んで治そうとするのは愚策だ

食べすぎた、飲みすぎたと言って消化薬を飲むのは本末転倒である。

度を越した飲食を敵軍、消化薬を自軍と考えてみよう。自分の領地に敵が侵入して荒らし回り、城に攻め寄せてきたとなれば、こちらも兵を出して防戦するしかない。けれども、腹の中で敵味方入り乱れて戦えば、敵を追い払うまでに自軍も多くの者が討死するだろう。

これを避けるには、敵兵をそもそも侵入させないようにするのが一番だ。節度をもって飲食すれば敵は攻めてこない。強い薬を使って胃腸を戦場にし、体力を無駄に消耗するのは愚かなことである。

（巻第三　飲食上）

高齢者が最優先すべきは食養生

古代の中国に、食生活を指導して病気を治療する食医という官職があった。食を通じた養生、すなわち食養生の大切さはいつの時代も変わらない。特に高齢者は胃腸が弱いので、薬を使うのはやむをえない場合にとどめ、食養生を最優先にすべきだろう。

（巻第四　飲食下）

138

子どもは少し空腹くらいがよい

子どもは胃腸が小さくて弱いため、食べたものでかんたんに病気になる。胃腸に負担をかけぬよう、いつも気を配ってやるべきだ。

しかし過保護は厳に慎まねばならない。子どもは少し空腹で、少し寒がっているくらいがよいのだ。おいしいものを腹一杯食べさせ、厚着にさせて体を暖めすぎると病気がちになり、長生きできない。生活に余裕のない家の子のほうが、むしろ丈夫に育つものだ。

（巻第八　育幼）

139

若い頃から歯を大切にせよ

若くて歯に自信があっても固いものを食べてはならない。後年になって歯が抜ける。また、細かい字を書いてばかりいると歯が悪くなる[*]。

（巻第五　五官）

＊無意識に歯を食いしばることで、歯と、歯を支える歯ぐきに強い力がかかるからだろう。

140

唾液は飲み込め、痰は出してしまえ

唾液は大切なものだから吐いてしまわず、飲み込むようにせよ。逆に痰は汚いから飲み込むな[*]。ところ構わず吐くのもいけない。

（巻第二　総論下）

＊唾液には抗菌成分や消化酵素が含まれ、喉の粘膜を守る働きもある。一方、痰が増えるのは病原体や埃などの異物を排出するためなので、痰は出すのが望ましい。

141

新鮮な鶏や魚の肉は栄養剤より効く

肉は少量なら食欲を高め、体力をつけてくれるが、日本人は獣の肉〔*〕を食べすぎてはならない。
病気で体が弱ったときは、新鮮な鶏肉や魚を焼いたり煮たりして少しずつ食べよ。生薬を配合した栄養剤より、よほど効く。

(巻第三　飲食上)

*益軒の時代には猪や鹿をはじめとする野性動物の肉を指す。現代なら、牛、豚、羊などの家畜の肉が該当する。病気で消化吸収機能が落ちているときは、鶏肉か、牛肉や豚肉なら脂肪の少ない部位を選ぶとよい。

142

雑用と人付き合いはほどほどに

高齢者は自分が亡くなったあとのことを思い、あれもやっておこう、これもやっておこうと考えてしまいがちだ。心を静かにし、あれこれ片付けようとせず、人付き合いも負担にならない程度にするとよい。これも高齢者の養生法である。

（巻第八　養老）

143

年齢を重ねても、養生の道を固く守れ

若い頃にとても我慢強かった人が、高齢になってから短気で欲張りになって、人を恨み、面倒をみてくれている子どもを責めたり、くどくど文句を言ったりするなど、人が変わったようになったという話をよく聞く［*］。

高齢者は自制して人への思いやりを忘れず、寛大な気持ちで、楽しみをみつけながら日々を過ごすことだ。せっかく歩んできた養生の道を捨ててしまうのは馬鹿げている。

（巻第八　養老）

*高齢者の性格変化の原因には単純な加齢のほかに、認知症や、脳梗塞をはじめとする脳の損傷がある。明らかな変化を認めた場合は専門医を受診するのが望ましい。

144

思いわずらうと、いたずらに寿命が縮む

悩んだり、悲しんだり、泣いたり、嘆いたりすると気力や体力が衰える。高齢者が弱ってきたら、周囲は気を配るようにしたい。

高齢者は考えすぎてしまうことがあるから、葬儀に関わらせてはならない。亡くなった人の家族を訪ねたいと言い出したら引き止めよ。

（巻第八　養老）

145

慎重に、気を引き締めて養生せよ

養生に大胆さは必要ない。小さな丸木橋を渡るときのように、いつも身を慎み、気持ちを引き締めて生活すべきだ。

若い人は病気の怖さを知らず、体力にまかせて不摂生をするため病気になりやすい。病気には必ず原因があり、大半の病気が不摂生から起きる。

高齢者は体が弱いのだから、若い人以上に慎重に過ごす必要がある。

（巻第一　総論上）

146

高齢者こそ最大級の養生を

高齢になると無事に年を越すのが難しくなり、季節が変わるだけで目に見えて衰えることさえある。若い人に数年かけて起きる変化が数ヵ月で進むのだ。高齢者は油断せず、よほど養生しないと長生きできない。

（巻第八　養老）

147

人生は手放すことも必要だ

高齢になったら、やることを減らしていくとよい。手を広げすぎてはならぬ。趣味も多いと疲れて、楽しめなくなってしまう。

（巻第八　養老）

148

医者の良し悪しを見分ける

健康でいようと思ったら、養生するだけでなく、医者をしっかり選ばなければならない。専門的な医学知識を持っていなくても、およそのことがわかれば医者の良し悪しは判断できる。

これは、自分で楽器を演奏できなくても、楽譜の読み方を知っていれば音楽の上手下手がわかるようなものである。

（巻第六　択医）

149
世間にあふれる「名医」を信じるな

医学を深く学び、専門知識を身につけ、医療技術を熱心に追究し、大勢の患者を診察して、その経過をすべて知っているのが本当の名医である。

その一方、「勉強などしたって患者は治せない。頭でっかちの医者に何ができる」と主張する医者が大勢いる。小賢しいことだ。自分の不勉強の言い訳をしているのだ。薬の処方例をちょっとばかり頭に入れて、病人の扱いがうまければ素人はいくらでも騙せる。抜け目がなく、有名人や地位の高い人に自分を売り込み、一発当てて「名医」とチヤホヤされる。こんな連中のどこが名医なのか。

本物の名医は自分で「名医」と宣言したりはしない。医療を知らない素人がもてはやす「名医」を信じてはならない。

(巻第六　択医)

150

最低限の医療知識を身につけよ

専門知識がなくても、ある程度は医療について知っておくべきだ。薬の知識が多少なりともあれば、養生したり、誰かを助けたりするときに役立つ。

ただ、薬について言っておくと、素人の自己判断は絶対にいけない。治療に関する判断は、よい医者を選んでまかせるのが確実である。

（巻第六　択医）

151

薬を使うか、使わないかの判断は難しい

やみくもに薬を使ったことで、逆に症状を悪化させて食べられなくなり、長わずらいののちに命を落とす人が目立つ。残念なことだ。

薬を飲まなくても自然に治る病気は少なくない。しかし、それでも薬を使うべきときはあるから、その見極めが難しい。

（巻第七　用薬）

152

「薬は飲まない」は間違いだ

薬は慎重に使わなければならないが、誤解しないでほしいのは、「薬は飲みたくない」「医者には行かない」と考えるのは間違いだということだ。

薬を軽々しく飲むべきでないのは診断の難しい病気に限った話だ。よくある病気であれば、どんな医者でも正しく診断できるから薬を飲んでも差し支えない。

（巻第七　用薬）

153
薬で寿命を延ばすことはできない

古代の権力者が不老不死の薬を追い求めたとか、苦労して手に入れた長寿の薬が偽物で、逆に命を落としたなどの伝説があるが、この世にそんな薬は実在しない。薬や食品、ほかにどんな手を用いたとしても、寿命を延ばすことなど不可能だ。

しかし、与えられた天寿をまっとうすることはできる。それには、欲求と感情を抑え、不健康な生活環境を避け、慎み深く行動し、規則正しく生活すればよい。

（巻第七　用薬）

154

食養生が最善の病気予防になる

病気でないなら余計な薬を飲んではならない。病気を予防するには、新鮮で体によく、おいしい食材を少しずつ食べて体力をつけるほうがはるかに有益だ。高齢者も飲むのは必要な薬だけにして、引き続き食養生に力を入れよ。

（巻第八　養老）

155
薬は指示通りに飲まねばならぬ

漢方薬には、湯、散、丸など、いくつもの形がある。湯は生薬を煎じた液体のこと、散は生薬を細かく刻んで粉末にしたもの、丸は散剤を蜂蜜などで固めて粒にしたものだ。液体である湯は吸収がよく、固めて作る丸は吸収に時間がかかる。そのため、食あたりや腹痛のように、すぐ効いてほしい病気には湯を、ゆっくり効かせたい病気には散を、もっとじっくり効かせたい病気には丸を用いる。また、湯は血液に溶け込んで全身で働くのに対して、散は胃のなかにとどまって効く。

これは漢方薬の話であるが、西洋薬も原理は同じだ。飲み込むように言われた薬を噛み砕いたり、口に含んで溶かす薬を飲み込んだりすると薬の効き目が変わってしまう。薬は指示通り飲むよう気をつけたい。

（巻第七　用薬）

156

こってりした料理は薬の吸収を妨げる

食後に薬を飲むなら、食事はあっさりしたものにせよ。こってりした料理は、脂肪が薬の吸収を妨げる。また、満腹になると食べものの消化に時間がかかり、薬の吸収が遅れるため、食べすぎもよくない。飲酒も禁物だ［*］。

（巻第四　飲食下）

*アルコールのせいで薬の作用が強くなって予期せぬ副作用が現れたり、逆に効き目が弱まったりする恐れがある。

海外の薬をそのまま使うのは危険である

古代の中国では儒教にもとづき、父母が亡くなったら三年間喪に服することになっていた。文献によると、自宅に謹慎して、葬儀からの一年間はわずかな米と水だけで野菜も食べない。一年たったら野菜と果物を食べられるようになり、葬儀の三年後にようやく肉や魚、酒が許された。しかし日本人は大陸の人と比べて体力がなく、胃腸が弱い。そのため、奈良時代に成立した養老律令《ようろうりつりょう》は服喪の期間を一年と定めている。

両国の人の体力差を考えると、大陸の薬をそのまま日本人が飲んだら強すぎると思われる。半分量を用いるくらいでよいだろう［*］。そのうえで、個々人の体力や病気の状態により調整するのが望ましい。

（巻第七　用薬）

＊薬の効き目には個人差や民族差、人種差があり、そこには単純な体格、体力の違いだけでなく遺伝子の違いが関わっている。海外旅行先で薬を買ったり、個人輸入したりする場合は慎重に判断する必要がある。

158

体質が違えば治療法も異なる

中国大陸の料理は和食とはまったく違い、どれも脂っこく、味が濃く、こってりしている。大陸の人は生まれつき胃腸が強いから、こういうものを食べても楽に消化できる。しかし、日本人は若くて元気な人でも腹がつかえて具合が悪くなるだろう。日本人には、あっさりして負担にならない和食が合っている。両国の人の体がこれほどまでに違うのは、気候風土と食習慣が大きく異なるからである。

日本人は薬の服用量を大陸の人より減らすべきだと考えるのは理にかなっている。望ましい健康法や治療法を考えるには、体質の特性を知らなければならないということだ。

（巻第七　用薬）

VII

毎日を愛おしみつつ生きる

159

密度の濃い人生を楽しむ

高齢になったら時間を惜しみ、一日に10日分生きるつもりで人生を楽しみたい。世間の空気が気に食わなくても、ああいう連中は凡人だから仕方ないと思ってやり過ごし、家族か誰かが間違いや失敗をしでかしても温かく許し、怒ったり、叱ったり、恨んだりしてはならない。生活に余裕がないとか、他人に理不尽なことをされても気に病むな。この世はこういうものだと考え、心穏やかに受け入れよ。

かけがえのない月日のうち、たとえ一日でも虚しく、後ろ向きに、辛い気持ちで過ごすなど、もったいないにもほどがある。愚かというほかはない。

（巻第八　養老）

160

１００点満点を求めない

どんなことでもそうだが、１００点満点を目指すと心の負担になって楽しくない。他人にも完璧を求めると、足りないところばかりが目について腹が立ち、うるさく言って、これまた心を苦しめる。

ふだんの食事や衣服、道具、住居、庭の樹木も、派手で贅沢なものはやめておけ。そこそこよければ十分だ。

１００点満点でなくてもよいと考えることも、生命力を養う方法である。

（巻第二　総論下）

161

限りある生命力を大切にせよ

今日は生命力をどのくらい蓄え、どのくらいすり減らしただろうか。一日の終わりに、蓄えた量から失った量を引き算してみるとよい。生命力を養って、黒字が大きくなればなるほど長生きできる。逆に赤字の日が長年続くと病気になり、命を失う。

生命力には限りがあるのに、限りない欲求に振り回されて浪費するのは論外だ。

（巻第二　総論下）

162

養生とは命と体に感謝し、慈しむこと

養生の心がまえを一字で表すなら「畏」である。畏《おそ》れるとは、神仏や身分の高い人などの近づきがたい存在を敬い、かしこまることを意味する。かけがえのない命と、自分を生かしている体に深く感謝し、これを慈しむことと言い換えることができるかもしれない。畏れる気持ちがあれば、したい放題するのではなく、慎重に、間違いのないように身を慎み、我慢できるものだ。

（巻第一　総論上）

163

肩の力を抜いて、幸せを噛み締めながら生きる

心は平穏で慎み深く、温厚で素直なのがよい。あまりしゃべらず、声を張り上げたり大声で笑ったりしない。いつも喜びをみつけて、むやみに怒らず、悲しみにとらわれず、済んだことを後悔せず、失敗しても、しっかり反省したら振り向かない。肩の力を抜いて、幸せを噛み締めながら生きる。これが、養生を志す人が守るべき、生命力を養う方法である。

（巻第二　総論下）

参考文献

貝原益軒自身の著作

『養生訓・和俗童子訓』貝原、石川、岩波文庫（1961）

『養生訓』貝原、松田、中公文庫プレミアム；改版（2020）

関連書籍・論文・記事

「貝原益軒の養生術　—栄養療法の知的枠組についての研究　6—」藤井、『藤女子大学紀要』、No.46, Ser. II（2009）

「養生思想の展開とその公衆衛生的機能　健康文化形成のための理論的基礎」瀧澤、『日本公衛誌』、No.44, Vol.12（1997）

「身体と喩え～江戸の養生言説における身体認識」片渕、『和歌山大学教育学部紀要　人文科学』、Vol.56（2006）, Vol.57（2007）

「『食物本草』と『本朝食鑑』の比較を通した食文化の相違とそれぞれの特徴について食品の性質（気味、効能）の違いに視点をあてて」畦、『日本調理科学会誌』、Vol.44, No.3（2011）

「『本朝食鑑』収録の食養生記事に関する分析調査（第1報）植物性食品を中心として」石川、『家政学雑誌』、Vol. 36, No. 8（1985）

『日本古代の喪葬儀礼と律令制』稲田、吉川弘文館（2015）

「魚肉蛋白の調理形態による消化率の変化について　総合消化に及ぼす基本調理形態の影響」伊東、『家政学雑誌』、Vol. 10, No.3（1959）

購入特典

「『養生訓』から学ぶ、食べるべき食材リスト」を
解説付きでお届けします。
下の二次元コードからダウンロードしてください。

特典ページURL

https://d21.co.jp/special/yojokun/

ログインID

discover2992

ログインパスワード

yojokun

病気にならない体をつくる
超訳 養生訓
エッセンシャル版

発行日　2023年10月20日　第1刷
　　　　2024年 1 月26日　第4刷

Author　貝原益軒

Translator　奥田昌子（協力：アップルシード・エージェンシー）

Illustrator　市村譲

Book Designer　LABORATORIES

Publication　株式会社ディスカヴァー・トゥエンティワン
〒102-0093　東京都千代田区平河町2-16-1
平河町森タワー11F
TEL　03-3237-8321（代表）　03-3237-8345（営業）
FAX　03-3237-8323
https://d21.co.jp/

Publisher　谷口奈緒美

Editor　橋本莉奈

Proofreader　文字工房燦光

DTP　株式会社RUHIA

Printing　日経印刷株式会社

ISBN978-4-7993-2992-4
CHOYAKU YOJOKUN by Ekiken Kaibara

ディスカヴァーの本

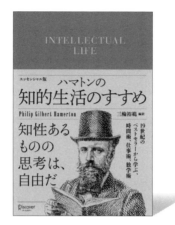

ハマトンの知的生活のすすめ エッセンシャル版

P・G・ハマトン 著
三輪裕範 編訳

19 世紀のベストセラーで今なお読み継がれる名著『知的生活』から、現代人に役立つ部分を精選！　健康の大切さ、時間の使い方、仕事との向き合い方、お金の考え方、習慣と伝統について、ハマトンの普遍的な教えをわかりやすく伝えます。購入者限定ダウンロード特典「知的生活を志す人におすすめのブックガイド」付き。

定価 1210円（税込）

書籍詳細ページはこちら
https://d21.co.jp/book/detail/978-4-7993-2895-8